AF246732

CONSIDÉRATIONS

GÉNÉRALES ET SOMMAIRES

SUR LA

BLENNORRHAGIE ET LA BLENNORRHÉE

SERVANT D'INTRODUCTION A L'HISTOIRE DE LA BLENNORRHÉE URÉ-
TRALE (SUINTEMENT URÉTRAL HABITUEL), OU TRAITÉ COMPARATIF
DE LA BLENNORRHÉE ET DE LA BLENNORRHAGIE, PAR LE DOCTEUR
DESRUELLES, ANCIEN PROFESSEUR AU VAL-DE GRACE.

BIBLIOTHÈQUE IMPÉRIALE IMPR.

La blennorrhagie brave souvent les efforts des plus habiles médecins.
Presque toujours alors elle laisse après elle la blennorrhée, ce suintement urétral habituel qui, négligé ou mal traité, devient la source d'accidents graves, d'affections incurables. En effet, les coarctations ou
rétrécissements de l'urètre, les maladies du gland, du bulbe, du verumontanum, de la prostate, des testicules, de leurs enveloppes, de la
vessie, des reins, les pertes séminales, l'impuissance virile, l'anéantis-
sement des facultés mentales, le dépérissement physique, le croirait-on?
sont souvent les suites de la blennorrhée.

Les réflexions que ces résultats, malheureusement trop fréquents,
suggèrent à l'observateur dans le cours d'une longue pratique nous ont
engagé à publier ce livre.

Il est évidemment contraire à l'observation de considérer, ainsi
qu'on le fait encore trop généralement de nos jours, la blennorrhée ou
le suintement urétral comme les restes légers, insignifiants, et presque
toujours ordinaires de la blennorrhagie.

D'après cette opinion, qui a prévalu jusque dans ces derniers temps, on ne doit pas s'étonner si la science ne possède pas encore un traité complet de la blennorrhée, et si, dans les ouvrages les plus estimés de syphiliographie, on trouve à peine quelques pages qui y soient consacrées. Dans des traités spéciaux, on a, au contraire, complaisamment insisté sur les suites de cette maladie, on a décrit isolément les rétrécissements de l'urètre, les pertes séminales, les maladies des testicules, de la prostate, de la vessie et des reins, au lieu de rassembler, comme nous avons l'intention de le faire dans le cours de cet ouvrage, ces groupes d'affections, véritables branches d'un tronc commun dont la blennorrhagie et la blennorrhée sont les principales racines.

Vue de cette hauteur, l'histoire de la blennorrhée est importante, étendue, immense; mais dans ce vaste champ à peine frayé, les documents épars encombrent notre route, et ralentissent notre marche. Le choix, l'assemblage, la coordination des faits, appellent une délicate attention; l'arrangement des divers éléments propres à répandre quelque clarté sur le sujet exige de grands soins et beaucoup d'ordre. C'est avec une extrême réserve et un sévère esprit de critique qu'il faut procéder à l'examen des opinions émises par les auteurs; presque toujours il faut remonter à l'état aigu, à l'essence primitive du mal, dégager les observations de détails oiseux ou superflus, pour ne voir que le fait en lui-même; chercher les causes qui ont fait naître l'affection, les circonstances qui l'ont agrandie, ou celles qui l'ont empêché de céder aux médications employées pour la combattre.

Sous des formes excessivement variées, sous des aspects tout-à-fait dissemblables, la blennorrhée est un mal que le temps peut anéantir quelquefois, qu'il use, comme disent certains auteurs; mais que le plus souvent il aggrave. Abandonnée à elle-même, on la voit disparaître tout-à-coup, revenir inopinément, cesser encore, se renouveler ainsi un grand nombre de fois, sans que l'on sache à quelle cause doivent se rapporter ces singulières intermittences du mal. Dans ce cas, il peut encore guérir de lui-même ou céder à d'insignifiants médicaments. Mais il n'n est pas toujours ainsi : accompagnée de douleurs aiguës ou névralgiques de l'urètre, rebelle aux méthodes les plus variées, à l'aveugle et cupide opiniâtreté des charlatans, la blennorrhée, de l'aveu des praticiens, et au grand regret des malades, peut durer plusieurs années, et même souvent toute la vie.

Ce n'est, il est vrai, dans le premier cas, qu'une gênante incommodité ; mais, malgré son apparente légèreté, cette incommodité préoccupe, ennuie, fatigue ; on la traîne partout avec soi, on la cache soigneusement, dans la crainte de la voir trahir sa honteuse origine. Dans le second cas, la blennorrhée, négligée ou mal traitée, devient avec le temps une affection grave, profonde, qui s'appesantit et s'enracine de plus en plus avec les années. Fixée d'abord dans un point du canal de l'urètre, elle le modifie, l'altère, le désorganise ; ou, s'étendant tout-à-coup aux parties conniventes, et de proche en proche aux organes voisins, elle répand son influence dans l'organisme entier, marche environnée d'accidents les plus inattendus, de lésions les plus bizarres, d'infirmités les plus dégoûtantes, et n'arrête ses ravages que lorsque le corps épuisé, succombe à la douleur, ou que l'âme affaiblie, cède à la pensée impie d'un suicide. L'homme atteint de suintement urétral habituel, s'il se marie, doit craindre d'empoisonner les premiers embrassements d'une épouse, et de les voir se maculer sur les fruits d'une union légitime, car, hâtons-nous d'avertir qu'il est des blennorrhées contagieuses qui deviennent alors pour les malades un sujet de désespoir, et pour les familles des causes de troubles et de malheurs.

On aura peine à croire, sans doute, qu'un simple suintement urétral puisse produire ces terribles résultats. Quand on aura lu les faits que renferme cet ouvrage, on sera convaincu que le tableau dont nous venons de tracer quelques traits n'est qu'une faible esquisse des suites funestes que peut avoir une blennorrhée, et l'on verra combien il importe d'étudier la blennorrhagie autrement qu'on ne l'a fait jusqu'à ce jour, pour bien déterminer le traitement qui ne laisse après lui aucun suintement urétral. Le médecin qui n'a point fait une étude approfondie de la blennorrhagie, et qui est consulté pour ses suites, est certainement trop occupé des graves affections qu'il a sous les yeux pour chercher leur cause primitive dans la persistance d'un écoulement léger, sans douleur, sans lésion apparente. Mais qu'il interroge la vie du malade, qu'il remonte à la première apparition du mal, il verra bientôt comment s'est faite la succession des accidents, et il sera forcé de prendre la blennorrhagie pour leur point de départ.

Au nombre des maladies qui ont le mieux dévoilé le traitement incomplet ou irrationnel de la blennorrhagie, on doit certainement compter la blennorrhée, ai-je dit dans ma sixième lettre. Cette dernière affection, si fréquente, si opiniâtre, a de tout temps exercé la coupable industrie des médicastres, des charlatans et des vendeurs de spécifiques. Mais combien ont été vaines et mensongères leurs promesses de guérison! combien de malades trop confiants, ont été trompés dans leur espoir!

Recueillez, comme nous l'avons fait souvent, les paroles de ces malades. Après vous avoir fait l'histoire des blennorrhagies qui se sont successivement renouvelées à de courts intervalles, ils vous feront une longue description des conseils qu'on leur a donnés, des efforts impuissants que l'on a tentés pour arrêter ces écoulements, car, pour les malades toujours, et pour certains médecins souvent, la sécrétion anormale est toute l'affection; puis, ils vous détailleront, époque par époque, la vie souffreteuse qu'ils ont menée. Ce sera avec un profond sentiment d'indignation que vous vous convaincrez combien ont été coupables les manœuvres employées par la foule des charlatans de haut et de bas étage.

En écrivant l'ouvrage qu'on va lire, nous avons pour but de rechercher, avec l'aide de l'observation et de l'expérimentation pratique, le traitement qui convient le mieux à la blennorrhagie et à la blennorrhée, afin d'éviter aux malades les accidents que cette dernière affection traîne à sa suite quand elle est méconnue, négligée ou mal traitée.

C'est sur le théâtre d'une large observation faite depuis 1822 jusqu'à 1842, d'abord à l'hôpital de la Garde-Royale, sous les yeux de l'illustre baron Larrey, notre premier maître aux armées, puis au Val-de-Grâce, école créée et dirigée avec tant d'éclat par MM. Broussais et Gama, dont les leçons et les conseils nous ont été si profitables, alors que, professeur, nous étions chargé des cours d'anatomie et de maladies vénériennes, et dans le service qui nous était confié, que nous avons vu combien étaient difficiles l'étude et le traitement de la blennorrhagie et de la blennorrhée; et c'est en faisant cette étude que nous avons conçu l'idée, nous oserons presque dire la nécessité de ce livre.

L'exposé des principaux chapitres qui le constituent montrera sans doute combien il a fallu d'efforts pour arriver à la solution du problème pratique que nous nous sommes proposé.

Environné d'ouvrages dont la lecture attentive, l'analyse critique, pouvaient étendre et rectifier nos connaissances, ayant sous les yeux des milliers de faits et de nombreuses notes formulées dans le silence du cabinet, chaque jour après notre visite, nous avions d'abord formé le projet d'écrire un livre exclusivement consacré à l'étude de la blennorrhée; mais nous nous sommes bientôt convaincu que nous ne pouvions faire l'histoire de cette affection sans nous occuper aussi de la blennorrhagie; nous avons dû étudier en même temps et à la fois ces deux maladies. C'est donc un traité comparatif de l'un et de l'autre états morbides que nous offrons au public. Cependant, dominé par nos premières études, nous avons employé la plus grande partie des pages de ce livre à chercher la solution des questions que soulève l'histoire de la blennorrhée.

Les causes propres à faire naître et développer, à entretenir la blennorrhagie et la blennorrhée, sont, pour ainsi dire, aussi anciennes que le monde *humain;* elles se représentent tous les jours à la commune observation. Par conséquent, nous avons cru inutile de nous occuper longuement et sérieusement de l'origine et de l'antiquité de ces affections. Du reste, il n'y a point à vrai dire de maladies nouvelles. Quand de prétendues nouvelles maladies se montrent, on ne les croit telles sans doute, que parce que jusque-là leurs causes ont été mal appréciées, leurs phénomènes mal décrits, que leurs formes et leur intensité ont varié. Mais qu'un observateur attentif et habile s'empare de leur étude et la recommence, s'il la présente avec talent et vérité, s'il leur oppose une méthode de traitement accommodé à leur nature, elles semblent alors aux yeux du vulgaire des maladies nouvelles et inconnues.

Presque toujours les appellations des maladies varient suivant les époques où elles sont décrites; leurs définitions diffèrent selon l'esprit dans lequel on les envisage ; c'est ainsi que la blennorrhagie et la blennorrhée ont été dénommées de diverses manières. En général, l'appellation qui peint le mieux l'ensemble des phénomènes morbides, et qui s'écarte le plus d'une préoccupation de système et de doctrine, est certainement la meilleure; c'est dans cette vue que nous sommes revenus pour les maladies qui font le sujet de ce livre, aux dénominations de *blennorrhagie* pour l'écoulement aigu de l'urètre, et de *blennorrhée* pour le suintement chronique.

Dans un chapitre sur les épidémies de ces affections, nous avons montré la puissance de causes agissant sur un grand nombre d'hommes à la fois. Chose remarquable ! sans contagion, en dehors de toute cohabitation, la blennorrhagie et quelquefois la blennorrhée peuvent se manifester épidémiquement parmi les habitants d'une ville ou d'une contrée.

La durée qu'offrent ces maladies nous a ensuite occupé; mais nous n'avons attaché qu'une médiocre importance à cette question. La persistance de la blennorrhagie et de la blennorrhée a des causes qui dépendent moins de la nature de ces affections, que de l'incurie des malades et de la mauvaise direction donnée au traitement.

Les questions relatives à la nature et au siége de la blennorrhagie et de la blennorrhée ont attiré toute notre attention. Le but de l'utilité d'une pareille étude est de toute évidence. Savoir où est l'ennemi que l'on cherche, apprécier la force qui le constitue, connaître les armes qu'il oppose, pénétrer les ruses qu'il déploie, sont choses indispensables à celui qui veut le combattre et le vaincre. Dans ces recherches, c'est à la rigoureuse observation des faits, à l'expérimentation pratique, que l'on doit demander des lumières, afin de s'écarter le moins possible de la route de la vérité.

Sous ce titre : *Remarques cliniques sur la nature et le siége de la blennorrhagie et de la blennorrhée,* interrogeant la douleur passée ou présente, ses nuances, ses manières d'être, son intensité, sa violence ou sa modération, sa localisation fixe ou sa mobilité variable, examinant le muco-pus sécrété, sa consistance, sa couleur, son homogénéité ou son hétérogénéité, son abondance ou sa rareté, sa qualité, eu égard à sa quantité, suivant le degré d'irritation, le lieu malade, le genre de souf- france, les périodes de l'affection, et prenant en considération l'énergie, le retour, la continuité ou l'intermittence des érections, nous avons dé- duit de toutes nos observations rassemblées et comparées, de nos notes prises au lit des malades, sous des inspirations diverses, des règles et des principes qui pussent servir de base à un diagnostic certain et à une thérapeutique simple et rationnelle.

Pour vérifier l'exactitude de nos observations, nous avons puisé dans les ouvrages publiés par des hommes qui inspirent toute confiance. Nous avons aussi analysé les faits que renferment les journaux de médecine ; mais ici nous avons dû procéder avec une grande réserve, car, nous le disons à regret, quelques rédacteurs de ces recueils ne se mettent pas toujours assez en garde contre l'inexactitude, la précipitation et les pré- occupations des faiseurs d'observations.

Toutes les remarques cliniques, généralisées d'abord, ont ensuite été particularisées. C'est ainsi que nous avons reconnu que la blennorrhagie

et la blennorrhée présentent des variétés saisissables, des formes excep-
tionnelles qui, vues d'une manière générale, se rapportent néanmoins
à un type normal. Aussi avons-nous dit en commençant ce chapitre,
que l'observation des choses de la nature faisant toujours retrouver
l'unité dans la diversité, il y a dans la blennorrhagie et la blennorrhée
un type général auquel on peut rattacher les différentes espèces de ces
maladies.

A l'aide de ces remarques cliniques, nous avons prouvé, autant qu'il
est possible de le faire aujourd'hui, qu'il existe des blennorrhagies et des
blennorrhées *générales et partielles;* que les unes et les autres se présentent avec ou sans engorgement sous-muqueux, avec ou sans lésion
des tissus; qu'elles sont *anté-bulbaires ou post-bulbaires,* distinctions
importantes, car étant isolément reconnaissables à des phénomènes
particuliers et propres, ces diverses espèces des mêmes affections ont un
diagnostic différentiel facile à saisir, et demandent un traitement relatif
au siége qu'elles occupent et à la modification pathologique qui les a
produites.

Ce chapitre sera peut-être considéré comme l'un des plus importants
de l'ouvrage; les jeunes médecins, pour l'instruction desquels il a été
écrit, pourront y puiser des lumières qui les guideront sûrement dans
les voies encore si difficiles du diagnostic et de la pratique.

On pense bien que dans des recherches sur la nature et le siége de
la blennorrhagie et de la blennorrhée, les causes qui enfantent, celles
qui entretiennent et perpétuent ces affections, devaient avoir une très
grande part.

Nous avons d'abord examiné l'action des causes qui sont générales, et
parmi celles-ci les causes qui agissent d'une manière particulière; puis,
nous avons étudié les causes qui sont en quelque sorte spéciales à cha-
cune des espèces de la blennorrhagie et de la blennorrhée.

Pour apprécier, comme elle doit l'être, dans l'état actuel de nos connaissances, l'action morbide de ces causes sur le canal de l'urètre, nous

avons cru devoir, à ce point de vue, présenter, *seulement pour cette étude spéciale*, de nouvelles considérations sur l'anatomie et la physiologie du conduit urinaire.

Dans ce chapitre, on lira peut-être avec quelque intérêt une dissertation sur les causes des affections blennorrhoïques de l'urètre pouvant amener par la suite des maladies du bulbe, du verumontanum, de la prostate, du col de la vessie, de l'organe rétenteur de l'urine, des reins, des testicules, et parmi ces causes on remarquera sans doute celles que nous avons désignées sous le titre d'*excitations vénériennes ou génitales*. Ces considérations nouvelles jetteront un grand jour sur les affections dont nous venons de parler, qu'on observe, à un âge plus ou moins avancé, même chez des hommes qui n'ont jamais été atteints d'écoulement urétral bien caractérisé. A cette occasion, nous avons fait l'examen des causes principales de la vie souffreteuse de J.-J. Rousseau, de la maladie qui a déterminé sa mort, et recherché quelles influences son physique souffrant a pu avoir sur la bizarrerie de son caractère, la forme paradoxale de son esprit, la liaison forcée de ses idées, le genre de son talent et le décousu de sa vie.

Pour compléter nos recherches sur la nature et le siége de la blennorrhagie et de la blennorrhée, et surtout pour faire connaître combien sont graves, profondes, dangereuses, les suites de cette dernière affection, quand elle est abandonnée à l'insouciance des malades, ou livrée aux manœuvres des charlatans et des pharmacopoles, nous avons consulté les livres des auteurs les plus recommandables sur l'anatomie pathologique, et mis à profit les notes que nous avons prises dans les amphithéâtres, ces lieux où chaque jour la mort nous donne des leçons contre la mort.

Dans le chapitre où sont décrites les lésions cadavériques, toutes les fois qu'il a été possible de le faire, les altérations pathologiques des organes génito-urinaires ont été mis en regard du tableau des phénomènes morbides qui les signalaient ou pouvaient les faire soupçonner.

La contagion de la blennorrhée nous a aussi occupé. L'importance de cette question demandait quelque développement, et sa solution, autant qu'elle est possible avec les faits que possède la science, exigeait un examen sérieux et grave.

Un très grand nombre de pages ont été employées à la description générale et particulière des espèces de la blennorrhagie et de la blennorrhée. On trouvera peut-être que nous avons trop multiplié les genres, trop détaillé les phénomènes, et l'on pourra craindre que cette minutieuse observation devienne pour les jeunes médecins un sujet de confusion et d'embarras ; mais on voudra bien considérer que l'excès, en cette occurrence, ne saurait nuire. Les deux grandes classes *anté et post-bulbaires*, si importantes pour la pratique, dissiperont l'obscurité que présenteront les formes, les nuances, les variétés. Du reste, les espèces décrites, les distinctions faites, pourront être vérifiées au lit des malades où nous les avons prises.

Peu de détails ont été donnés dans le chapitre où nous faisons l'énumération des maladies qui peuvent compliquer la blennorrhagie et la blennorrhée, et les lésions qui en résultent ; les ayant indiquées et décrites avec soin dans notre traité, et surtout dans nos lettres écrites du Val-de-Grâce, nous aurions été obligé à répéter ce que nous avons dit ailleurs d'une manière complète.

Il n'en est pas de même relativement aux accidents et aux maladies qui peuvent survenir à la suite ou pendant le cours des blennorrhagies et des blennorrhées ; tout ce qui est relatif aux déchirures de l'urètre, aux inclinaisons dont le pénis reste sujet pendant les érections, aux rétrécissements, à la rétention, à l'incontinence d'urine, aux lésions de la prostate, du verumontanum, du bulbe, aux pertes séminales, à l'affaiblissement progressif des facultés viriles, à l'altération des fonctions digestives, nerveuses, circulatoires, musculaires, a reçu le développement que l'objet et le volume de ce livre permettaient de donner à l'importance de ces accidents et aux dangers de ces maladies.

Cet ouvrage est terminé par un examen critique des moyens de traitement proposés et employés contre la blennorrhagie et la blennorrhée. C'est un répertoire où passent sous les yeux du jeune médecin un trop grand nombre peut-être encore de médicaments ; mais la lecture des règles de pratique que nous exposons lui rendra facile le choix, le rejet, l'adoption et l'application de ces moyens thérapeutiques.

Nous avons présenté cet examen sous forme alphabétique pour faciliter au lecteur la recherche des médicaments et des formules, dont il aura déjà vu les applications particulières dans un grand nombre de pages du livre. Ce chapitre est le *résumé* d'une pratique longue et étendue.

On ne trouvera au bas de chaque page ni notes explicatives, ni indications bibliographiques. Les notes, lorsqu'elles sont destinées à expliquer la pensée de l'auteur, servent presque toujours à la rendre plus obscure ; elles distraient le lecteur et l'entraînent dans des séries d'idées souvent étrangères au sujet du livre.

Les indications des ouvrages des auteurs cités, renvoyées au bas de chaque page, sont quelquefois des annonces orgueilleuses d'une érudition qui n'est pas toujours la marque certaine du profond savoir de l'auteur. Dans les ouvrages qui passent pour les plus savants, chez des hommes qui ont la réputation d'être érudits, nous avons si souvent trouvé des citations fausses, que depuis longtemps nous ne nous laissons plus éblouir par ce luxe emprunté d'érudition. Nous avons cité si religieusement, si scrupuleusement, tous les auteurs dont nous avons lu, analysé ou consulté les livres, que nous ne craignons aucune vérification à cet égard.

Malgré tant de laborieuses recherches, cette histoire de la blennorrhée urétrale, la première qui ait été écrite sur ce sujet, est certainement loin d'être complète ; elle ne doit être considérée que comme un essai. Dans notre route, nous avons ramassé les jalons posés par nos prédécesseurs ; nous en avons aussi planté de nouveaux, nous servant des premiers pour échelonner les derniers. Si ceux-ci sont mal placés ou inutiles, qu'on les arrache ou qu'on les change de lieu, d'avance nous en sommes consolé; car, comme tout le monde, nous n'avons pu donner que ce que l'époque actuelle nous permettait de fournir à la science. Tout ce qui sort de la main de l'homme est temporaire et imparfait : Dieu seul imprime à ses œuvres la perfection et la durée.

Il y a, pour chaque époque de la vie des sciences, une somme de vérités, ou soi-disant telles, qui sont trouvées, exposées, acceptées : cela tient aux idées qui ont cours alors, à une nouvelle direction donnée aux esprits par quelques hommes influents ou de génie, à des découvertes inattendues, ou à une manière inusitée de philosopher, ou enfin, que sais-je, à un ensemble de circonstances qui modifient la marche des idées. Il paraît que la disposition des esprits ne peut aller au-delà. Arrive une autre époque où ces circonstances changent, changent aussi alors l'interprétation des faits et la forme des travaux qui les résument.

Chaque période de temps, quelque stérile qu'elle paraisse, laisse donc des vérités, des règles, des principes qui enrichissent les sciences et constituent le progrès.

En sera-t-il ainsi de la publication de ce livre? Nous ne l'espérons pas; car, bien que l'on admette le progrès dans la science médicale, on ne saurait nier l'instabilité des règles et des principes qu'on trouve dans les œuvres les plus remarquables de toutes les époques. Qui peut se vanter d'écrire des choses nouvelles et durables sur la médecine? les ignorants qui n'ont rien lu, ou ceux qui savent dissimuler leurs lectures ou prendre, sans honte et sans conscience, le bien d'autrui.

Qui n'a vu, dans le cours d'une longue pratique de la médecine, les maladies varier, quant à leur nature et à l'expression de leurs principaux phénomènes, suivant les différentes périodes de temps? La prédominance des éléments morbides, les perturbations ou les calmes publics, la disette ou l'abondance, le mauvais ou le bon état des animaux et des végétaux, nourriture de l'homme, la force ou la défaillance de son organisme, la régularité ou le bouleversement des saisons, les qualités des eaux, la persistance ou l'inconstance des vents, la sécheresse ou l'humidité de l'atmosphère, et mille autres causes qui, malgré nos précautions hygiéniques, physiques, gouvernementales, amènent les épidémies ou dû moins des variations dans la nature et la marche des phénomènes morbides, grandes et importantes questions relatives aux constitutions médicales, qui, à chaque période de leur durée, obligent le médecin à de nouvelles études, modifient les théories, les doctrines et font varier les méthodes thérapeutiques.

Qui donc, après avoir évalué et pesé toutes ces causes, oserait espérer faire accepter ses idées si les esprits ne sont pas disposés à les accueillir? Celui qui pense autrement, penserait-il mieux que tout le monde, passe pour un fou qui plonge au fond des mers quand la multitude nage à leur surface.

Il était difficile d'écrire ce livre avec l'intention formelle que nous avons eue de respecter la susceptibilité de nos lecteurs, et de rester, relativement aux expressions et aux images, dans les convenances exigées par la pudeur publique. Nous avons mis tous nos soins à observer les règles que tracent les convenances sociales et que commandent les bonnes mœurs. Quand des expressions, des traits, des images, des tableaux, des pages entières même, ont dû, par la nature du sujet, être empreintes d'une couleur peu séante, nous en avons affaibli la teinte, autant parce qu'il nous eût répugné de nous livrer au mauvais goût d'un langage érotique, que parce que le livre que nous écrivons pouvait tomber aux mains de personnes étrangères à l'art médical. « Il n'est pas déshonnête, dit le médecin Zopiacus, de dire ou d'écrire des choses qui soient salubres et utiles aux hommes sur l'usage des femmes. » C'est aussi le sentiment d'Épicure, qu'on a faussement accusé de mœurs relâchées; c'est également l'avis de Plutarque. « Ne serait-il pas ridicule, dit Bayle, de prétendre que les médecins ne doivent pas discuter ces choses? »

Si nous n'avons pas trouvé des armes toujours puissantes contre les blennorrhées, et particulièrement contre la blennorrhée prostatique, la plus importante sans doute par l'obscurité de son diagnostic, la gravité de ses accidents, la difficulté et la longueur de son traitement ; cependant, nous avons obtenu un grand nombre de guérisons inespérées, en faisant, suivant les cas et les circonstances que nous indiquerons, un usage rationnel du seigle ergoté, de l'extrait aqueux de ce toxique, du benjoin, de l'acide benzoïque, du tanin cristallisé, seuls ou unis au copahu, au poivre cubèbe, au camphre, au nitrate de potasse, à la jusquiame, à la belladone ; en employant des bains composés, des fumigations, des eaux minérales, naturelles ou artificielles ; en nous servant de bougies en cire, en diachylum, en Vigo cum mercurio, simples ou revêtues d'une couche médicamenteuse ; en introduisant dans l'urètre des mèches, en y portant des cautérisations à demeure ou transcurrentes ; et en nous aidant de médications appropriées aux causes qu'il nous fallait combattre. Les succès que nous avons obtenus, les tentatives infructueuses que nous avons faites, seront également rapportés dans les différentes parties de cet ouvrage.

Nous n'avons rien négligé pour arriver à notre but, qui est celui-ci : Prévenir et guérir la blennorrhée, ou faire disparaître le suintement urétral habituel.

Paris. — Impr. de A. Lacour, rue Soufflot, 16.

NOUVEAU MODÈLE DE BAIGNOIRE.

de Siége.

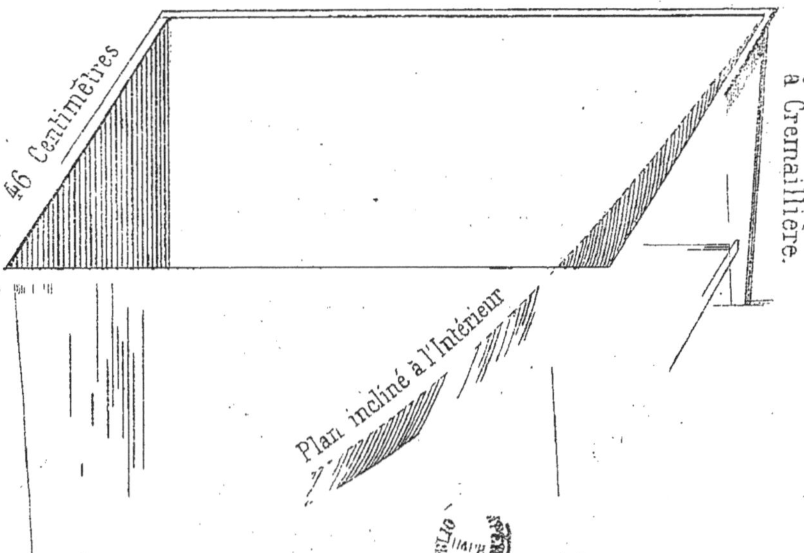

Imp. Vial rue St. Anne 54.

www.ingramcontent.com/pod-product-compliance
Lightning Source LLC
LaVergne TN
LVHW010117060726
842524LV00006B/2583